Eierstock Zyste

Alles was du wissen musst

Dr. Sheila Harrison

Haftungsausschluss

Dieser Inhalt dient der allgemeinen Information über die Erkrankung und soll Sie in die Lage versetzen, bei Bedarf umgehend ärztliche Hilfe in Anspruch zu nehmen, um Komplikationen vorzubeugen. Es muss unbedingt betont werden, dass diese Informationen keinen Ersatz für die Konsultation eines qualifizierten Arztes darstellen. Der Bereich der medizinischen Wissenschaft entwickelt sich ständig weiter und aufgrund der Dynamik des medizinischen Wissens empfehlen wir, den Rat eines Experten einzuholen, wenn Sie auf Unstimmigkeiten stoßen oder beabsichtigen, auf der Grundlage der in diesem Inhalt enthaltenen Informationen Maßnahmen zu ergreifen. Missachten Sie niemals die professionelle medizinische Beratung und verzögern Sie niemals die Behandlung auf der Grundlage von Informationen, die Sie online, einschließlich dieses Materials, oder aus einer anderen Online-Quelle gelesen haben. Denken Sie immer daran, dass das Internet Sie nicht heilen kann. Heilung kommt vielmehr durch die Führung medizinischer Fachkräfte und die Vorsehung Gottes zustande.

BEACHTEN: *Die Entscheidung des Lesers wird als fällig empfohlen*

zur Natur eines Teils des Bildes

Inhalt des Buches. Danke schön.

Inhaltsverzeichnis

Haftungsausschluss 1

Inhaltsverzeichnis 2

Abschnitt 1 3

    Überblick 3

Sektion 2 5

    Arten und Ursachen von Eierstockzysten 5

Sektion 3 9

    Risikofaktoren für Eierstockzysten 9

Sektion 4 12

    Symptome von Eierstockzysten 12

Abschnitt 5 15

    Diagnose von Eierstockzysten 15

Abschnitt 6 17

    Eierstockzysten in der Schwangerschaft 17

    Schwangerschaftsbedingte Ovarialzystenplatzung 19

    Was kann eine schwangere Frau tun, wenn sie eine
Eierstockzyste hat? 20

    Fetale und neonatale Zysten 21

    Eierstockzysten bei Frauen nach der Menopause 22

    Eierstockzysten vs. polyzystisches Ovarialsyndrom
(PCOS) 23

Abschnitt 7 26

    Management/Behandlung von Eierstockzysten 26

Sektion 8 33

    Vorbeugung von Eierstockzysten 33

Abschnitt 9 34

    FAQ zu Eierstockzysten 34

    Wie werden Eierstockzysten medizinisch behandelt?
47

Abschnitt 1
Überblick

Eine Eierstockzyste ist ein mit Flüssigkeit gefüllter Sack, der während des Eisprungs im Eierstock wächst. Sie treten normalerweise innerhalb oder auf der Oberfläche der Eierstöcke auf, einem Teil des weiblichen Fortpflanzungssystems, das die Hormone Östrogen und Progesteron sowie die für die Fortpflanzung benötigten Eizellen (Eizellen) produziert. Eierstockzysten kommen häufig vor und betreffen Frauen jeden Alters, auch nach der Menopause. Die meisten Eierstockzysten, die sich bilden, sind gutartig und schrumpfen nach einiger Zeit von selbst.

Gutartige Zysten verursachen keine Schmerzen oder Beschwerden, bei einigen Zysten besteht jedoch die Gefahr einer Ruptur. Geplatzte Zysten können zu einer Vielzahl von Komplikationen führen, die sofortige ärztliche Hilfe erfordern. Eine Eierstockzyste könnte auch ein Risikofaktor für Eierstockkrebs sein.

Die meisten dieser Zysten verschwinden in den ersten 14 bis 16 Wochen der Schwangerschaft, aber einige, wie zum Beispiel Theca-Lutein-Zysten, können bis zur Entbindung bestehen bleiben. Der Großteil dieser zystischen Raumforderungen ist nach der 16. Schwangerschaftswoche nicht mehr funktionsfähig.

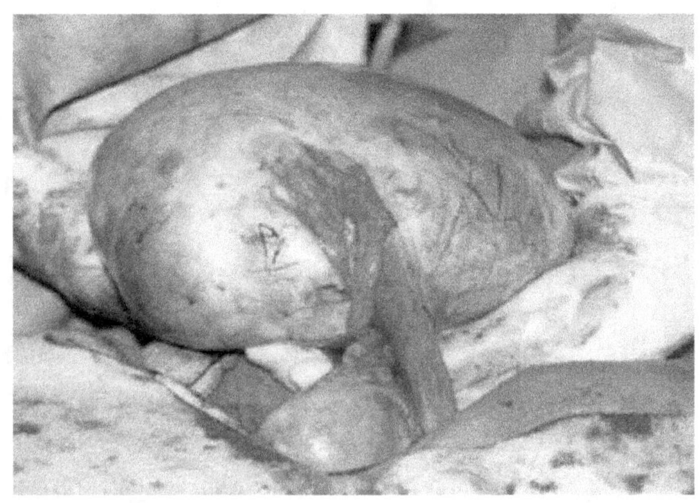

Das Bild oben zeigt eine multilokuläre Zyste des rechten Eierstocks mit einer Länge von 24 cm

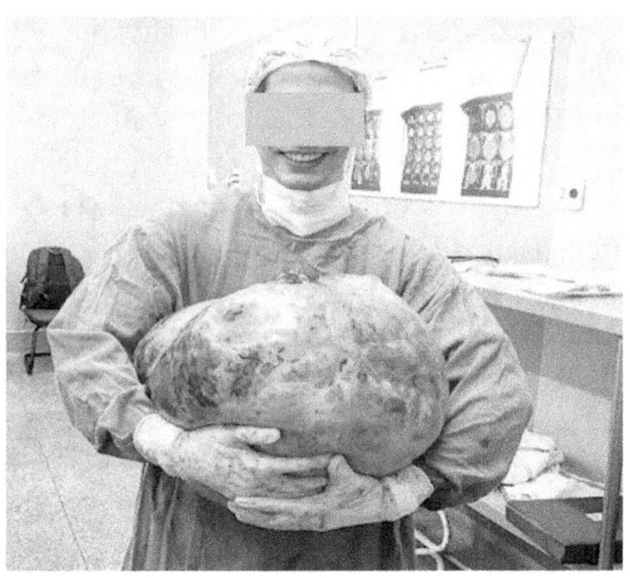

Sektion 2

Arten und Ursachen von Eierstockzysten

Funktionelle Zysten und **pathologische Zysten** sind die beiden Haupttypen von Eierstockzysten. Die beiden häufigsten Arten funktioneller Ovarialzysten sind Corpus luteum und Follikelzysten. Zysten im Zusammenhang mit Endometriose, Dermoidzysten und Zystadenomzysten machen den Großteil der pathologischen Zysten aus.

Funktionelle Zysten, die am häufigsten diagnostizierte Art von Eierstockzysten, entstehen als Folge der normalen Funktion des Menstruationszyklus. Sie gehen normalerweise von einem Follikel aus, einer Zyste ähnlichen Struktur, die Eizellen produziert. Normalerweise bricht ein reifer Follikel oder Beutel auf, um eine Eizelle freizusetzen. Nach der Freisetzung der Eizelle löst sich der Follikel auf und wird zum Gelbkörper, der Östrogen und Progesteron produziert. Eine Ovarialzyste entsteht, wenn der Follikel oder Corpus luteum einen Defekt aufweist, der dazu führt, dass er Flüssigkeit ansammelt und so eine Zyste bildet.

Es gibt zwei Arten funktioneller Zysten.

- **Follikelzysten:** Diese Form entsteht, wenn der Follikel nicht aufbricht, um eine Eizelle freizusetzen, und es zu einer Flüssigkeitsansammlung kommt, die zur Bildung einer Zyste führt.
- **Corpus luteum-Zysten**: Dies geschieht, nachdem sich der Follikel zu einem Corpus luteum entwickelt hat, aber eine Flüssigkeitsansammlung dazu führt, dass sich eine Zyste bildet.

Die häufigsten Eierstocktumoren im Zusammenhang mit einer Schwangerschaft sind funktionelle Zysten, wie z. B. das Corpus luteum der Schwangerschaft und Theca-Lutein-Zysten. Im Ultraschall können hormonelle Faktoren dazu führen, dass die Follikelzyste oder das Corpus luteum-Zyste anders aussehen.

Funktionelle Zysten kommen am häufigsten vor, sind jedoch meist harmlos und verursachen keine Symptome. Diese schrumpfen oft und verschwinden nach zwei oder drei Menstruationszyklen. Funktionelle Zysten treten bei Frauen in den Wechseljahren auch nicht auf, da ihre Eierstöcke keine Eier mehr produzieren.

Es gibt auch andere Arten seltener Eierstockzysten, die nicht mit dem Menstruationszyklus zusammenhängen. Diese Zysten entstehen hauptsächlich aufgrund eines abnormalen Zellwachstums.

-

  Der Moidzysten: Diese Zysten enthalten Gewebe (Haare, Haut, Fettgewebe usw.), da sie aus embryonalen Zellen gebildet werden. Sie werden auch Teratome genannt. Diese gutartigen Zysten werden im Allgemeinen ziemlich groß und müssen chirurgisch entfernt werden.

- **Zystadenome**: Diese werden aus Zellen gebildet, die die Außenseite der Eierstöcke auskleiden und nach außen wachsen, während sie durch eine stielartige Struktur an den Eierstöcken befestigt sind. Sie können wässriges oder schleimartiges Material enthalten und auch eine recht große Größe erreichen.

- **Endometriose:** Diese Zysten werden durch Endometriose verursacht, eine Erkrankung, bei der Gebärmutterschleimhaut Gewebe – Gewebe, das der Gebärmutterschleimhaut ähnelt – außerhalb der Gebärmutter wächst. Aufgrund der Farbe des Blutes in den Zysten werden diese als „Schokoladenzysten" bezeichnet.

Sowohl Dermoidzysten als auch Zystadenome können harmlos sein, aber außergewöhnlich große Zysten können den Eierstock aus seiner Position bringen und eine Eierstock-Torsion verursachen. Dabei dreht sich ein Eierstock um die Bänder, die ihn an Ort und Stelle halten. Eine Torsion der Eierstöcke ist sehr gefährlich, da sie die Blutversorgung des Eierstocks und des Eileiters (der Struktur, die die Eizellen vom Eierstock zur Gebärmutter transportiert) unterbricht.

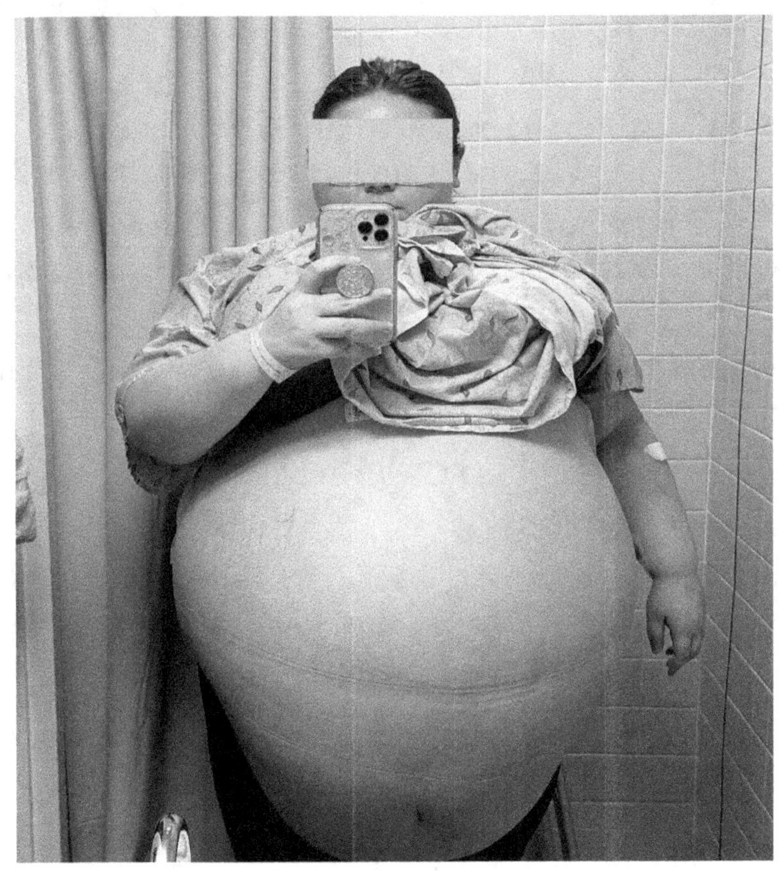

Sektion 3

Risikofaktoren für Eierstockzysten

Bei einer Person kann das Risiko einer Eierstockzyste bestehen, wenn einer der folgenden Risikofaktoren vorliegt:

- Hormonelles Ungleichgewicht oder andere hormonelle Probleme

- Schwangerschaft (eine Zyste, die auch nach dem Eisprung am Eierstock bestehen bleibt)

- Endometriose (bei der Gebärmutterschleimhaut Zellen außerhalb der Gebärmutter wachsen)

- Sie haben ein polyzystisches Ovarialsyndrom (PCOS)

- Schwere Beckeninfektion

- Rauchen

- Hypothyreose (niedrige Schilddrüsenhormone im Körper)

- Eine frühere Eierstockzyste

- Blutung

Beachten Sie, dass das Vorliegen eines dieser Risikofaktoren nicht bedeutet, dass Sie eine Eierstockzyste entwickeln.

Blutung in der Eierstockzyste

Es gibt verschiedene Arten von Eierstockzysten. Die meisten davon werden in der Regel zufällig bei einer körperlichen Untersuchung oder Bildgebung entdeckt. Eierstockzysten können zu Komplikationen wie Ruptur, Blutung und Torsion führen, die als gynäkologische Notfälle gelten.

Ja, es ist möglich. Abhängig von der Art der Zyste und ihrer Größe kann es aus unterschiedlichen Gründen zu Blutungen kommen. Es ist wichtig zu beachten, dass nicht alle Eierstockzysten Blutungen verursachen und viele von ihnen möglicherweise überhaupt keine Symptome verursachen. Wenn Sie jedoch plötzliche oder starke Schmerzen im Beckenbereich, starke Blutungen oder andere ungewöhnliche Symptome verspüren, ist es wichtig, sofort einen Arzt aufzusuchen.

Es gibt verschiedene Möglichkeiten, wie es zu Blutungen kommen kann.

- Einer der häufigsten Gründe ist, dass eine Zyste die normale Funktion der Eierstöcke beeinträchtigen und zu hormonellen Ungleichgewichten führen kann. Insbesondere Eierstockzysten können Hormone wie Östrogen oder Progesteron produzieren, die den Menstruationszyklus beeinflussen können. Dies führt zu Problemen mit dem Menstruationszyklus, wie zum Beispiel starken oder unregelmäßigen Perioden oder Schmierblutungen (abnormale Vaginalblutungen zwischen den Perioden). Wenn eine Zyste zu viel Östrogen produziert, kann dies zu einer Verdickung der Gebärmutterschleimhaut führen, was zu stärkeren oder längeren Perioden führt. Wenn andererseits eine Zyste die Progesteronproduktion beeinträchtigt, kann dies zu unregelmäßigen oder ausbleibenden Perioden führen.

- In manchen Fällen kann eine Eierstockzyste reißen oder sich verdrehen, was zu plötzlichen und starken Schmerzen und Blutungen führt. Auch eine geplatzte Ovarialzyste kann zu Blutungen führen. Wenn es aufplatzt, kann es zu starken Schmerzen und Blutungen im Inneren kommen. Dies erfordert sofortige ärztliche Hilfe. Dies kann auch zu Komplikationen wie inneren Blutungen oder Infektionen führen.
- Darüber hinaus kann es auch zu Blutungen kommen, wenn eine Art Eierstockzyste, sogenannte hämorrhagische Zysten, mit Blutrissen gefüllt ist.

Sektion 4

Symptome von Eierstockzysten

Die meisten Patientinnen mit Eierstockzysten sind asymptomatisch, da die Zysten zufällig während einer Ultraschalluntersuchung oder einer routinemäßigen Beckenuntersuchung entdeckt werden. Einige Zysten können jedoch mit einer Reihe von Symptomen verbunden sein, die manchmal schwerwiegend sind, darunter die folgenden [1]:

- Schmerzen oder Beschwerden im Unterbauch

- Abdominale Schwellung

- Starke Schmerzen durch Torsion (Verdrehung) oder Ruptur – Eine Zystenruptur ist durch plötzliche, scharfe, einseitige Beckenschmerzen gekennzeichnet; Dies kann mit Trauma, körperlicher Betätigung oder Koitus verbunden sein. Eine Zystenruptur kann zu peritonealen Symptomen, Blähungen und Blutungen führen (die normalerweise von selbst begrenzt sind).

- Beschwerden beim Geschlechtsverkehr, insbesondere beim tiefen Eindringen

- Veränderungen im Stuhlgang wie Verstopfung

- Beckendruck, der Tenesmus oder häufiges Wasserlassen verursacht

- Menstruationsunregelmäßigkeiten

- Übelkeit oder Erbrechen

- Schwierigkeiten beim Wasserlassen oder häufiger Harndrang

- Sättigung auch nach dem Verzehr kleiner Portionen

- Schwierigkeiten, schwanger zu werden

- Vorzeitige Pubertät und frühe Menarche bei kleinen Kindern

- Völlegefühl und Blähungen

- Verdauungsstörungen, Sodbrennen oder frühes Sättigungsgefühl

- Endometriose: Diese stehen im Zusammenhang mit Endometriose, die eine klassische Trias aus schmerzhaften und starken Perioden und Dyspareunie verursacht

- Tachykardie und Hypotonie: Diese können durch eine durch Zystenruptur verursachte Blutung verursacht werden

- Hyperpyrexie: Dies kann auf einige Komplikationen von Eierstockzysten zurückzuführen sein, beispielsweise auf eine Eierstock Torsion [1]

- Druckschmerzhafter Adnex- oder Halswirbel

- Die zugrunde liegende Malignität kann mit frühem Sättigungsgefühl, Gewichtsverlust/Kachexie, Lymphadenopathie oder Kurzatmigkeit im Zusammenhang mit Aszites oder Pleuraerguss verbunden sein

Gutartige Eierstock Zysten verursachen keine negativen Symptome, bis sie platzen, groß sind und/oder die Blutversorgung der Eierstöcke blockieren. Wenn eines der oben genannten Symptome auftritt, können unter anderem folgende Symptome auftreten:

Wenn Sie oder Ihre Angehörigen plötzlich starke Schmerzen verspüren, könnte dies ein Zeichen dafür sein, dass die Zyste entweder geplatzt ist oder eine Eierstock Torsion aufgetreten ist. Eine geplatzte Zyste kann zu inneren Blutungen führen, die sofortige ärztliche Hilfe erfordern.

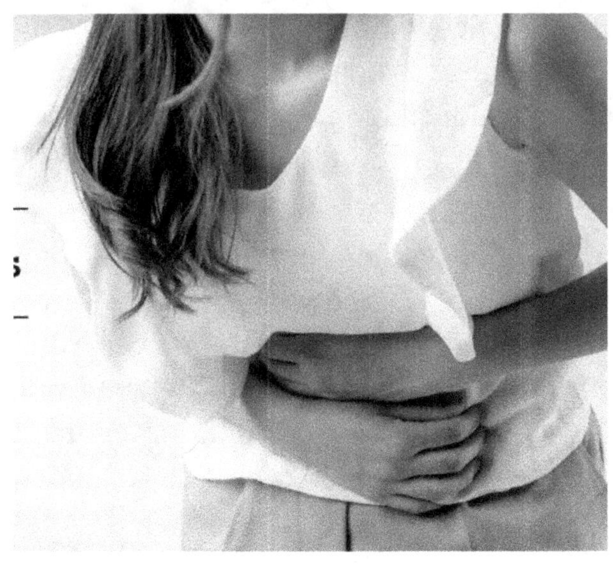

Abschnitt 5
Diagnose von Eierstockzysten

Da die meisten Eierstockzysten harmlos sind, werden sie oft nicht diagnostiziert und verschwinden schließlich nach einiger Zeit. In einigen Fällen kann es bei Frauen, die aus anderen medizinischen Gründen untersucht werden, zufällig passieren, dass eine asymptomatische Ovarialzyste vorliegt. Wenn Sie oder Ihre Angehörigen jedoch eines dieser Symptome verspüren, kann dies auf das Vorhandensein einer großen oder bösartigen Zyste hinweisen. Eine routinemäßige gynäkologische Untersuchung durch einen Arzt ist der erste Schritt zur Diagnosestellung. Bei dieser Untersuchung untersucht der Arzt die Fortpflanzungsorgane von Ihnen oder Ihren Angehörigen und stellt sicher, dass nichts Ungewöhnliches vorliegt. Sie werden normalerweise versuchen, ungewöhnliche Knoten oder Veränderungen zu erkennen, die sie fühlen können.

Ihr Arzt kann zur weiteren Untersuchung eine Ultraschalluntersuchung des Beckens anordnen. Dies ähnelt einem Schwangerschafts-Ultraschall-Test, dient jedoch der Überprüfung des Fortpflanzungssystems Ihrer Person oder Ihrer Liebsten. Die Ultraschalluntersuchung wird durchgeführt, um zu bestätigen, ob tatsächlich eine Zyste vorhanden ist, wo sie sich befindet, wie groß sie ist und ob sie fest, mit Flüssigkeit gefüllt oder eine Mischung aus beidem ist. Weitere Diagnosemethoden können sein:

- **Laparoskopie**: Der Arzt macht einen kleinen Schnitt am Bauch und führt ein dünnes Instrument mit einer kleinen Lampe und einer Kamera (ein Laparoskop) ein, um die Eierstöcke zu untersuchen. Da es sich um eine chirurgische Methode handelt, stehen Sie oder Ihr Angehöriger unter Narkose. Wenn eine Zyste entdeckt wird, kann der Arzt diese im Rahmen dieses Eingriffs auch entfernen.

- **CT/MRT-Scan**: Wenn der Ultraschall keine Ergebnisse liefert, kann stattdessen eine CT- oder MRT-Untersuchung durchgeführt werden. Bei einer MRT-Untersuchung werden Magnetfeld verwendet, um detaillierte Bilder Ihrer inneren Organe zu erstellen, während bei einer CT-Untersuchung mit Hilfe der Körper Bildgebung ein Querschnitt Ihrer inneren Organe erstellt wird.

- **CA125-Bluttest**: Dieser Test sucht in Ihrem Blutkreislauf nach einem bestimmten Protein namens Krebs Antigen 125 oder CA125. Das Vorhandensein dieses Proteins in Ihrem Blut kann ein Frühmarker für Eierstockkrebs sein, ist jedoch nicht unbedingt korrekt. Möglicherweise müssen weitere Tests durchgeführt werden, um zu bestätigen, ob es sich um Krebs handelt oder nicht.

Abschnitt 6

Eierstockzysten in der Schwangerschaft

Das Corpus luteum ist für die Progesteronproduktion während der Schwangerschaft verantwortlich und bildet sich normalerweise etwa in der 8. Schwangerschaftswoche zurück. Die meisten Schwangerschafts Assoziierten Zysten, wie Corpus luteal- und Follikelzysten, verschwinden im Gestationsalter von 14 bis 16 Wochen und reagieren hormonell, was eine konservative Behandlung ermöglicht. Im Gestationsalter von 16 bis 20 Wochen lösen sich bis zu 96 % der Raumforderungen spontan auf. Die Auflösung von Zysten ist weniger wahrscheinlich, wenn sie größer als 5cm sind oder eine komplexe Morphologie aufweisen. Einfache Zysten mit einem Durchmesser von weniger als 6 cm haben ein Malignitätsrisiko von weniger als 1 %.

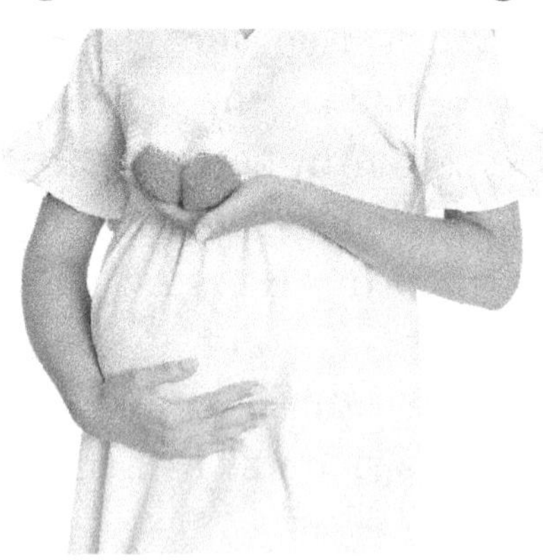

Corpus luteum-Zysten sind tendenziell größer und symptomatischer als Follikelzysten und neigen häufiger zu Blutungen und Rupturen. Follikuläre Zysten sind normalerweise kleiner, innere Blutungen sind relativ selten.

Länger persistierende Tumoren können auf der Grundlage klinischer Befunde und radiologischer Beweise eine weitere Abklärung hinsichtlich einer möglichen neoplastischen Erkrankung erfordern. Serum-CA125-Studien werden in der Schwangerschaft nicht empfohlen, da die Werte in einer normalen Schwangerschaft, insbesondere im ersten und zweiten Trimester, stark schwanken und bei vielen gutartigen Erkrankungen erhöht sein können. Eine Gruppe empfiehlt eine Beobachtung mit postpartalen chirurgischen Eingriffen bei ausgewählten Patienten mit großen, anhaltenden Adnextumoren, bei denen die Ultraschallbefunde keinen starken Hinweis auf eine Malignität geben. In Situationen, in denen Zysten jedoch symptomatisch sind und Schmerzen und Beschwerden verursachen oder bei der Ultraschalluntersuchung schnell wachsen, sollte eine chirurgische Entfernung in Betracht gezogen werden.

Wenn eine bösartige Erkrankung möglich ist und eine peripartale Operation gerechtfertigt ist, wird das Risiko einer Schädigung der Schwangerschaft gegen eine Verzögerung der Behandlung abgewogen. Die Operation wird jedoch im Allgemeinen bis zur Mitte des zweiten Trimesters verschoben, wenn die meisten Zysten abgeklungen sind.

Zu den Eierstockerkrankungen, die nur in der Schwangerschaft auftreten, gehören der über stimulierte Eierstock, das Überstimulationssyndrom der Eierstöcke, die Hyper Reactio luteinalis, Theca-Lutein-Zysten und das Luteom der Schwangerschaft. Über stimulierte Eierstöcke stellen eine normale Reaktion der Eierstöcke auf zirkulierende HCG-Spiegel dar und werden typischerweise bei Frauen beobachtet, die sich einer Ovulationsinduktion unterzogen haben.

Schwangerschaftsbedingte Ovarialzysten Platzen

Selbst in der Schwangerschaft ist eine funktionelle Ovarialzystenruptur in der Regel kein Grund zur Sorge. Mit der Zeit wird die Zystenflüssigkeit auf natürliche Weise wieder resorbiert, so dass lediglich ein paar schmerzlindernde Medikamente und ein paar Tage Becken Ruhe erforderlich sind.

Tatsächlich rät die Mehrheit der Mediziner davon ab, rupturierte Ovarialzysten während der Schwangerschaft anders zu behandeln als durch aufmerksames Abwarten, was Beobachtung, Ultraschall und Überwachung mit sich bringt.

Obwohl nicht alle Frauen nach einer Ovarialzystenruptur Schmerzen haben, gibt es doch einige. Eine Ovarialzystenruptur kann mäßige bis starke Schmerzen, Vaginalblutungen, Übelkeit, Erbrechen, Benommenheit und sogar Fieber verursachen.

Wenn jedoch das Risiko einer Infektion durch einen Bruch, starke Blutungen, Torsion oder andere Auswirkungen auf die Schwangerschaft in irgendeiner Weise besteht, kann Ihr Arzt zu einer Operation raten.

Was kann eine schwangere Frau tun, wenn sie eine Eierstockzyste hat?

Die meisten Eierstockzysten haben keine Auswirkungen auf Ihre Schwangerschaft. Beispielsweise ist die Wahrscheinlichkeit groß, dass ein Corpus luteum-Zyste im zweiten Trimester von selbst verschwindet. Während einige andere Arten von Zysten während der Schwangerschaft weiter wachsen und gelegentlich Schmerzen verursachen können, schaden diese Zysten dem Fötus in den meisten Fällen nicht.

Um sicherzustellen, dass eine Eierstockzyste Ihre Schwangerschaft nicht beeinträchtigt, bitten Sie Ihren Arzt, einen Termin für routinemäßige Ultraschalluntersuchungen Ihrer Eierstöcke zu vereinbaren. Eine Ultraschalluntersuchung einer Ovarialzyste kann verwendet werden, um jede Zyste im Auge zu behalten und sicherzustellen, dass sie sich nicht auf eine Weise entwickelt oder verändert, die besorgniserregend sein könnte.

Fetale und neonatale Zysten

Bei weiblichen Neugeborenen sind Ovarialzysten mit einer geschätzten Inzidenz von mehr als 30 % die häufigste Form von Bauchtumoren.

Es wird angenommen, dass fetale Ovarialzysten durch hormonelle Stimulation wie fetale Gonadotropine, mütterliches Östrogen und plazentares HCG verursacht werden. Darüber hinaus wurde ein Zusammenhang zwischen fetalen Ovarialzysten und mütterlichem Diabetes sowie fetaler Hypothyreose festgestellt.

Die meisten fetalen Ovarialzysten sind in den ersten Lebensmonaten klein und entwickeln sich und haben keine klinische Bedeutung. Sie werden im Allgemeinen im dritten Schwangerschaftstrimester diagnostiziert und klingen meist 2–10 Wochen nach der Geburt ab.

Zu den Differenzialdiagnosen dieser Zysten gehören Urachuszysten, Anomalien der intestinalen Duplikation, zystisches Teratom und Darmverschluss. Um Ovarialzysten von diesen anderen Möglichkeiten zu unterscheiden, ist eine intrauterine Ultraschalluntersuchung erforderlich.

Eine Aspiration dieser Zysten ist möglich, ist jedoch mit Komplikationen wie Zysten, Neubildung, Infektionen und vorzeitigen Wehen verbunden. Sobald die Diagnose einer fetalen Ovarialzyste gestellt ist, ist es wichtig, serielle Ultraschalluntersuchungen durchzuführen, um strukturelle Veränderungen in Größe oder Aussehen oder Komplikationen wie Hydramnion, Aszites oder Torsion festzustellen. Von diesen Komplikationen ist die Ovarialtorsion die schwerwiegendste Komplikation einer fetalen Ovarialzyste und kann sich als fetale Tachykardie aufgrund einer peritonealen Reizung äußern.

Zur ordnungsgemäßen Behandlung gehört eine serielle Ultraschalluntersuchung zur Suche nach Anzeichen einer Regression oder eine postnatale Operation, wenn die Zyste kompliziert ist oder einen Durchmesser von mehr als 5 cm hat.

Eierstockzysten bei Frauen nach der Menopause

Während funktionelle Zysten bei postmenopausalen Frauen selten auftreten, sind sie dennoch durch andere Arten von Ovarialzysten gefährdet. Auch wenn die Eierstöcke keine aktiven Eier oder Hormone mehr produzieren, sind sie immer noch aktiv und daher gefährdet, Zysten zu entwickeln. Eine Studie schätzt, dass im Alter von 65 Jahren ca. 4 % der Frauen wegen Eierstockzysten ins Krankenhaus eingeliefert werden.

Die Symptome und Risikofaktoren von Eierstockzysten bei Frauen nach der Menopause ähneln denen, die bei Frauen vor der Menopause auftreten. Allerdings ist das Risiko für Eierstockkrebs bei Frauen nach der Menopause hoch. Daher kann der Arzt einen speziellen Test anordnen, um nach Krebs Markern Ausschau zu halten (siehe unten „Diagnose von Eierstockzysten"), um festzustellen, ob die Zyste bösartig ist oder nicht. Es kann auch eine Ultraschalluntersuchung durchgeführt werden. Die Behandlung der Zyste kann je nach Art der Zyste unterschiedlich sein.

Eierstockzysten vs. polyzystisches Ovarialsyndrom (PCOS)

Die oben aufgeführten anhaltenden Symptome könnten ein Zeichen dafür sein, PCOS-Syndrom oder PCOS. PCOS ist eine medizinische Erkrankung, bei der die Funktionen der Eierstöcke beeinträchtigt sind und ein hormonelles Ungleichgewicht verursacht. Die drei Hauptmerkmale von PCOS sind:

1. Unregelmäßige und/oder längere (oder gar keine) Perioden, die den Eisprung stören;

2. Abnormale Werte männlicher Sexualhormone (Androgene), die körperliche Veränderungen wie übermäßige Gesichts- oder Körperbehaarung verursachen;

3. Polyzystische Eierstöcke, bei denen die Eierstöcke eine abnormale Anzahl flüssigkeitsgefüllter Follikel enthalten.

Wenn zwei der drei Kriterien vorliegen, kann dies bedeuten, dass Sie an PCOS leiden.

Trotz des Namens der Erkrankung produzieren Frauen mit PCOS eigentlich keine Zysten, sondern beziehen sich eher auf Follikel, die nicht in der Lage sind, eine Eizelle freizusetzen. Dies ist ein Zeichen dafür, dass kein Eisprung stattfindet. PCOS kann durch einen abnormalen Hormonspiegel im Körper verursacht werden, der die Fortpflanzung Funktionen beeinträchtigt.

Der Hauptgrund, warum Eierstockzysten mit PCOS verwechselt werden, liegt darin, dass sie gemeinsame Symptome haben, nämlich abnormale

Veränderungen der Periode, Beckenschmerzen und Übelkeit. Sie verweisen auch darauf, dass Zysten das zentrale Problem sind, das Komplikationen verursacht. Tatsächlich handelt es sich bei PCOS jedoch um eine Störung des Hormonhaushalts, die zu erheblichen Veränderungen der Fortpflanzungsfunktionen einer Frau führt. Eierstockzysten hingegen entstehen als Folge des Menstruationszyklus und stören die Fortpflanzungsfunktionen nicht. Eierstockzysten können schwerwiegende körperliche Komplikationen wie eine Torsion der Eierstöcke verursachen, während PCOS aufgrund des anhaltenden hormonellen Ungleichgewichts körperliche Veränderungen verursacht.

In manchen Fällen entwickeln PCOS-Patienten überhaupt keine Eierstockzysten.

Abschnitt 7

Management/Behandlung von Eierstockzysten

Überlegungen zum Ansatz

Viele Patienten mit einfachen Ovarialzysten, die auf Ultraschall-Befunden basieren, benötigen keine Behandlung. Bei einem postmenopausalen Patienten kann eine persistierende einfache Zyste mit einer Größe von weniger als 10 cm bei Vorliegen eines normalen CA125-Werts durch serielle Ultraschalluntersuchungen überwacht werden.

Prämenopausale Frauen mit asymptomatischen einfachen Zysten kleiner als 8 cm im Sonogramm, bei denen der CA125-Wert im Referenzbereich liegt, können überwacht werden, mit einer erneuten Ultraschalluntersuchung alle 8–12 Wochen. Eine Hormontherapie, einschließlich, wie oben erwähnt, der Einsatz von OCPs, ist bei der Auflösung der Zyste nicht hilfreich.

Viele Patientinnen mit einfachen Ovarialzysten, die bei einer Ultraschalluntersuchung festgestellt wurden, benötigen keine Behandlung. Bei einem postmenopausalen Patienten kann eine persistierende einfache Zyste mit einer Größe von weniger als 10 cm bei Vorliegen eines normalen CA125-Werts durch serielle Ultraschalluntersuchungen überwacht werden.

Eierstockzysten können auf natürliche Weise verschwinden

Manchmal. Einige kleine Eierstockzysten, beispielsweise funktionelle Zysten, können ohne Behandlung von selbst verschwinden. Allerdings heilen nicht alle Eierstockzysten auf natürliche Weise, da die Behandlung von Eierstockzysten von mehreren Faktoren abhängt, einschließlich der Größe, Art und Symptome der Zyste. Größere Zysten oder Zysten, die erhebliche Schmerzen oder Beschwerden verursachen, erfordern möglicherweise einen medizinischen Eingriff.

Darüber hinaus verschwinden einige Eierstockzysten, wie z. B. Der Modid Zysten oder Endometriose, nicht von selbst und müssen möglicherweise operativ entfernt werden. Denken Sie daran, dass es wichtig ist, Ihren Arzt zu konsultieren, wenn Sie eine Eierstockzyste haben, da dieser eine genaue Diagnose stellen und je nach Ihrer individuellen Situation geeignete Behandlungsoptionen empfehlen kann.

Hausmittel gegen eine Eierstockzyste

Frauen, die den Verdacht auf Eierstockzysten haben, sollten einen Arzt aufsuchen, bevor sie eine Behandlung zu Hause versuchen, da es wichtig ist, die Ursache der Zyste zu diagnostizieren und dann den Behandlungsplan entsprechend zu erstellen.

·Einige natürliche Heilmittel können helfen, die Symptome von Eierstockzysten zu lindern. Es ist jedoch wichtig, einen Arzt zu konsultieren, bevor Sie neue Behandlungen ausprobieren.

1. **Freiverkäufliche Schmerzmittel:** Einige rezeptfreie Schmerzmittel können die Schmerzen vorübergehend lindern. Sie müssen jedoch Ihren Arzt konsultieren, wenn die Schmerzen anhalten oder zu häufig auftreten.

2. **Wärmetherapie:** Das Anlegen eines Heizkissens oder einer warmen Kompresse auf den Unterbauch kann helfen, durch Eierstockzysten verursachte Beckenschmerzen und Krämpfe zu lindern.

3. **Bittersalz:** Die Einnahme eines Bittersalzbades kann Frauen helfen, die Schmerzen und andere Symptome von Eierstockzysten zu lindern. Die hohe Konzentration an Magnesiumsulfat im Bittersalz wirkt muskelentspannend und schmerzlindernd.

4. **Entspannungstechniken:** Einige Entspannungstechniken wie tiefes Atmen, Meditation, Yoga usw. können helfen, die Symptome von Eierstockzysten zu lindern, da Stress und Angst Symptome wie Schmerzen und Unwohlsein verschlimmern können.

5. **Übung:** Regelmäßige Bewegung kann dazu beitragen, die Durchblutung zu verbessern und Entzündungen zu reduzieren, was dazu beitragen kann, das Risiko von Eierstockzysten zu verringern und die allgemeine Gesundheit der Eierstöcke zu verbessern.

6. **Ernährungsumstellung:** Eine ausgewogene Ernährung mit viel Obst, Gemüse, Vollkornprodukten und magerem Eiweiß kann zur allgemeinen reproduktiven Gesundheit beitragen.

7. **Pflanzliche Heilmittel:** Einige Kräuter wie Ingwer und Kurkuma haben möglicherweise entzündungshemmende Eigenschaften, die dazu beitragen können, Entzündungen und Schmerzen im Zusammenhang mit Eierstockzysten zu lindern. Curcumin oder Kurkuma helfen nachweislich bei PCOS und Eierstockzysten. Einer wissenschaftlichen Studie zufolge weist Ingwer phytotherapeutische und medizinische Eigenschaften auf. Dazu gehören vor allem antimikrobielle, entzündungshemmende und antioxidative

Eigenschaften. Dadurch hilft das vielseitige Kraut auf verschiedene Weise, die hormonelle Dominanz zu verringern. Es ist wichtig, vor der Einnahme pflanzlicher Nahrungsergänzungsmittel Ihren Arzt zu konsultieren, da diese mit anderen Medikamenten interagieren oder Nebenwirkungen haben können.

Denken Sie daran, dass diese Mittel zwar dazu beitragen können, die mit Eierstockzysten verbundenen Symptome zu lindern, sie jedoch keinen Ersatz für eine medizinische Behandlung darstellen. Es ist wichtig, Ihren Arzt zu konsultieren, um die beste Behandlungsmethode für Ihre individuelle Situation zu bestimmen.

Pharmakologische Therapie

Orale Kontrazeptiva (OCPs) schützen vor der Entwicklung funktioneller Ovarialzysten. Vorhandene funktionelle Zysten bilden sich jedoch bei der Behandlung mit kombinierten oralen Kontrazeptiva nicht schneller zurück als bei abwartender Behandlung.

Laparotomie und Laparoskopie

Persistierende einfache Ovarialzysten, die größer als 10 cm sind (insbesondere wenn sie symptomatisch sind) und komplexe Ovarialzysten sollten für eine chirurgische Entfernung in Betracht gezogen werden. Die chirurgischen Ansätze umfassen eine offene Technik (Laparotomie) oder eine minimalinvasive Technik (Laparoskopie) mit sehr kleinen Schnitten. Der letztere Ansatz wird in Fällen bevorzugt, bei denen angenommen wird, dass sie harmlos sind. Die Entfernung der intakten Zyste zur pathologischen Analyse kann die Entfernung des gesamten Eierstocks bedeuten, bei jüngeren Frauen sollte jedoch eine fruchtbarkeits erhaltende Operation versucht werden.

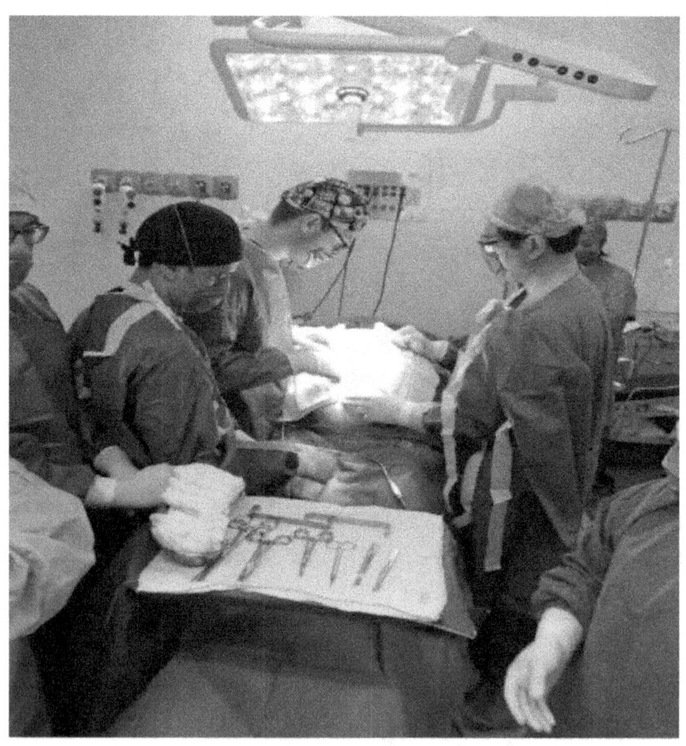

Bilaterale Oophorektomie

Bei vielen postmenopausalen Frauen mit Ovarialzysten wird aufgrund der erhöhten Inzidenz von Neoplasien in dieser Population eine bilaterale Oophorektomie und häufig auch eine Hysterektomie durchgeführt.

Verweisung

Gemäß den ACOG-Richtlinien wird die Überweisung an einen gynäkologischen Onkologen für die folgenden Patienten empfohlen:

- Postmenopausale Patientin mit erhöhtem CA125, bildgebenden Befunden, die auf eine Malignität, Aszites, eine knotige oder fixierte Raumforderung oder Anzeichen von Metastasen hinweisen
- Prämenopausale Patientin mit sehr erhöhtem CA125, bildgebenden Befunden, die auf eine Malignität, Aszites, eine knotige oder fixierte Raumforderung oder Anzeichen von Metastasen hinweisen
- Prämenopausale oder postmenopausale Patientin mit erhöhtem Malignitäts-Vorhersagewert wie dem multivariaten Index-Assay, dem Malignitätsrisiko-Index oder dem Algorithmus „Risk of Ovarian Malignancy" oder einem der ultraschall basierten Bewertungssysteme der International Ovarian Tumor Analysis Group.

Sektion 8
Vorbeugung von Eierstockzysten

Es gibt keine wirksame Möglichkeit, die Entstehung von Eierstockzysten zu verhindern. Nachdem eine Eierstockzyste mit oder ohne medizinische Behandlung verschwunden ist, werden Nachuntersuchungen durchgeführt, um sicherzustellen, dass es nicht zu einem erneuten Auftreten kommt. Regelmäßige Kontrollen können sehr wichtig sein, um ein mögliches Wiederauftreten frühzeitig zu erkennen. Dies kann dazu beitragen, das Problem schnell zu beheben, ohne dass eine Operation erforderlich ist (sofern es sich nicht um einen bösartigen Tumor handelt). Einige Ärzte empfehlen niedrig dosierte hormonelle Verhütungsmittel, um ein erneutes Auftreten zu verhindern, obwohl es kaum oder gar keine Beweise für deren tatsächliche Wirksamkeit gibt.

Benachrichtigen Sie unbedingt den Arzt, wenn bei Ihnen oder Ihrer Angehörigen Veränderungen auftreten, z. B. Veränderungen im Menstruationszyklus, Beckenschmerzen oder -beschwerden oder das Wiederauftreten anderer Symptome einer Eierstockzyste. Änderungen des Lebensstils können dazu beitragen, Rückfälle zu verhindern, müssen aber auch nicht. Dazu gehört, mit dem Rauchen aufzuhören, gesündere Mahlzeiten zu sich zu nehmen und regelmäßig Sport zu treiben.

Abschnitt 9

FAQ zu Eierstockzysten

Verursacht eine Eierstockzyste Schmerzen?

Die meisten Personen mit Eierstockzysten sind asymptomatisch und die Zysten werden häufig zufällig bei routinemäßigen gynäkologischen Untersuchungen oder Ultraschalluntersuchungen entdeckt. Dennoch können einige Zysten unterschiedliche Symptome hervorrufen, die manchmal schwerwiegend sein können. Bösartige Ovarialzysten hingegen zeigen oft erst im fortgeschrittenen Stadium Symptome. In diesem Artikel erfahren wir, ob Eierstockzysten immer Schmerzen verursachen und wie sie Schmerzen verursachen.

Wie kann eine Eierstockzyste Schmerzen verursachen?

Eierstockzysten können auf verschiedene Weise zu Schmerzen führen. Der mit Eierstockzysten verbundene Schmerz ist häufig hauptsächlich auf den Druck des den Eierstock umgebenden Gewebes zurückzuführen. Abhängig von der Größe und Lage der Zyste kann sie Druck auf die umliegenden Organe und Nerven ausüben. In manchen Fällen können

Eierstockzysten dumpfe und schmerzende Schmerzen im unteren Rückenbereich auslösen.

Wenn eine Eierstockzyste geplatzt, reißt oder sich verdreht, kann dies außerdem Schmerzen verursachen. Eine geplatzte Zyste kann unter anderem plötzliche, stechende Schmerzen im Unterbauch oder Rücken, Blähungen im Bauchraum und vaginale Schmierblutungen oder Blutungen verursachen. Darüber hinaus kann es auch zu Schmerzen beim Sex oder Dyspareunie kommen.

Die am häufigsten verabreichten Medikamente zur Schmerzlinderung bei einer Eierstockzyste sind nichtsteroidale Antirheumatika (NSAIDs). Hierbei handelt es sich um rezeptfreie Schmerzmittel wie Ibuprofen oder Naproxen, die helfen können, durch Eierstockzysten verursachte Schmerzen zu lindern.

Denken Sie daran: Wenn Sie unter anhaltenden oder starken Unterleibsschmerzen leiden, ist es wichtig, mit Ihrem Arzt zu sprechen, um die zugrunde liegende Ursache zu ermitteln und eine geeignete Behandlung zu finden.

Wie viel Gewicht kann eine Eierstockzyste haben?

Eierstockzysten variieren im Gewicht, Gewicht und Größe der Eierstockzysten hängen miteinander zusammen. Kleine Eierstockzysten sind in der Regel asymptomatisch und werden zufällig durch klinische

Untersuchung oder Ultraschall entdeckt. Sie können gelegentlich Schmerzen oder Beschwerden verursachen. Bestimmte Eierstockzysten können in seltenen Fällen ungewöhnlich groß werden. Der Inhalt einer Zyste ist der wichtigste Faktor bei der Bestimmung ihres Gewichts. Die zellulären Bestandteile und der Flüssigkeitsgehalt bilden die zystische Zusammensetzung. Während die Größe der zystischen Masse durch bildgebende Untersuchungen der Eierstockzyste bestimmt werden kann. Bei älteren Frauen besteht die Gefahr, dass diese riesigen Eierstockzysten entstehen. Es gab auch Berichte über große Eierstockzysten mit einem Gewicht von 148,6 und 79,4 kg.

Welche Symptome sind mit riesigen Ovarialzysten verbunden?

In seltenen Fällen können Eierstockzysten recht groß werden. Diese werden als riesige zystische Ovarialmassen bezeichnet. Patienten mit kleinen Zysten bleiben häufig asymptomatisch, bis der Tumor groß genug wird, um eine raumgreifende Wirkung auf die umliegenden Organe auszuüben. Die Zyste kann an verschiedenen Orten entstehen, was es schwierig macht, ihre Quelle vor der Operation zu bestimmen. Der Masseneffekt einer riesigen Ovarialzyste kann eine Vielzahl unspezifischer Symptome wie Blähungen im Bauchraum, Übelkeit und Verstopfung verursachen. Riesige Eierstockzysten sind äußerst selten; Wenn sie jedoch auftreten, ist eine chirurgische Entfernung nicht nur aufgrund der Morbidität und Mortalität erforderlich mit der Massenwirkung verbunden, sondern auch mit dem Risiko einer Malignität.

Welche Risiken bestehen bei ungewöhnlich großen Eierstockzysten?

Riesige zystische Raumforderungen im Bauchraum sind selten und erfordern aufgrund der von ihnen verursachten Symptome eine chirurgische Entfernung. Die mit solch großen Zysten verbundenen Komplikationen sind jedoch zahlreich, darunter Darmverschluss, Erbrechen, Schmerzen, Übelkeit und Blähungen.

Die schwerwiegendste Komplikation ist ein Bruch, der zu starken Schmerzen im oberen Becken oder im Unterleib führen kann. Eine weitere mit Eierstockzysten verbundene Komplikation ist die Torsion der Eierstöcke, die Schmerzen im oberen Becken oder Unterleib verursacht. Eine weitere mit Eierstockzysten verbundene Komplikation ist die Torsion der Eierstöcke. Eine Ovarialtorsion tritt auf, wenn eine Zyste so groß wird, dass sich der Eierstock um seine eigenen Blutgefäße dreht und gelegentlich der Blutfluss stoppt. Diese Komplikation erfordert eine sofortige Operation. Wenn der verdrehte Eierstock nicht umgehend behandelt wird, kann er absterben, was dazu führen kann, dass die Person sehr krank wird und den Eierstock verliert. Bitte denken Sie daran, dass Komplikationen wie Eierstock, Ruptur und -torsion unerträglich schmerzhaft sind und ärztliche Hilfe erfordern.

Warum ist meine Eierstockzyste nachgewachsen?

Die meisten Eierstockzysten sind funktionsfähig, aber komplexe Eierstockzysten können wachsen und zu schweren Komplikationen führen. Obwohl die genaue Ursache dieser abnormalen zystischen Wucherungen unbekannt ist, werden eine Reihe von Risikofaktoren wie hormonelle Ungleichgewichte, schwere Becken Infektionen, Schwangerschaft, Endometriose und sogar PCOS damit in Verbindung gebracht.

Eierstockzysten kommen bei Frauen häufig vor. Funktionelle Ovarialzysten treten häufig während des Menstruationszyklus auf. Diese Zysten haben normalerweise keine Symptome und verschwinden innerhalb weniger Wochen.

Der Moidzysten, Zystadenome und Endometriose sind einige weniger häufige Zystenarten. Diese Zysten können sich weiterentwickeln und schwerwiegende Komplikationen verursachen. Zystisches Wachstum ist eine davon und könnte ein Schlüsselzeichen für die zugrunde liegende bösartige Erkrankung sein. Obwohl die genaue Ursache dieser abnormalen zystischen Wucherungen unbekannt ist, werden eine

Reihe von Risikofaktoren damit in Verbindung gebracht, darunter hormonelle Ungleichgewichte, schwere Becken Infektionen, Schwangerschaft, Endometriose und sogar PCOS. Daher bietet dieser Artikel eine Zusammenfassung der verschiedenen Warnzeichen, diagnostischen Hinweise und vorbeugenden Maßnahmen bei der Entstehung von Eierstockzysten.

Welche Warnzeichen deuten auf das Wachstum der Eierstockzyste hin?

Einfache oder funktionelle Ovarialzysten verursachen typischerweise keine Symptome. Dermoide und Zystadenome sind jedoch Beispiele für komplexe Ovarialzysten, die sich unkontrolliert vergrößern können. Dadurch könnte Ihr Eierstock aus seiner Position geraten. Darüber hinaus kann es zu einer Torsion der Eierstöcke kommen, einem schmerzhaften Zustand, bei dem sich Ihr Eierstock verdreht hat. Wenn eine Zyste platzt, kann es zu Erbrechen, Blutungen, schneller Atmung, Schwäche, Fieber, Schwindel und starken Bauchschmerzen kommen. Darüber hinaus können Zysten Ihre Blase zusammendrücken, was zu häufigem oder dringendem Wasserlassen führt.

Wie lässt sich das Wachstum von Eierstockzysten beurteilen?

Eine Ultraschalluntersuchung kann eine Zyste aufdecken. In diesem Fall muss ein Gynäkologe sie wahrscheinlich überwachen und einige Wochen später eine weitere Untersuchung durchführen. Wenn darüber hinaus der Verdacht besteht, dass die zystische Masse krebsartig sein könnte, wird der Arzt zu Bestätigen Blutuntersuchungen raten, um nach bestimmten Substanzen zu suchen, die auf Eierstockkrebs hinweisen können.

Das Vorhandensein dieser Chemikalien in hohen Konzentrationen ist jedoch nicht immer ein Zeichen von Krebs, da sie auch durch nicht krebsartige Erkrankungen wie Endometriose, eine Beckeninfektion, Myome oder sogar Ihre Periode verursacht werden können.

Wie kann das Wachstum von Eierstockzysten verhindert werden?

Insbesondere bei Frauen im gebärfähigen Alter kann die Entwicklung einer Ovarialzyste nicht aufgehalten werden. Eine frühzeitige Erkennung einer Ovarialzyste ist jedoch durch routinemäßige gynäkologische Untersuchungen möglich. Normalerweise entwickeln sich Eierstockzysten, die nicht krebsartig sind, nicht zu Krebs. Dennoch können die Symptome von Eierstockkrebs denen einer Eierstockzyste ähneln. Daher ist es wichtig, einen Arzt aufzusuchen und eine korrekte Diagnose zu stellen. Es kann von Vorteil sein, ein gesundes

Gewicht zu halten, einen gesunden Lebensstil zu führen und auf die Warnzeichen zu achten. Sprechen Sie immer mit Ihrem Arzt, wenn sich Ihr Menstruationszyklus ändert, Sie anhaltende Unterleibsschmerzen haben, Ihren Appetit verlieren, plötzlich Gewicht verlieren oder ein Völlegefühl verspüren.

Können Eierstockzysten ohne Operation behandelt werden?

Ja, die meisten funktionellen und nicht krebsartigen Ovarialzysten sind asymptomatisch. Sie verschwinden normalerweise von selbst. Diejenigen, bei denen dies nicht der Fall ist, müssen jedoch genau überwacht werden. Wenn die Zyste groß wird, schmerzhaft ist oder krebsartig erscheint, kann eine chirurgische Entfernung erforderlich sein. Allerdings können diese Eierstockzysten nicht mit einigen Hausmitteln behandelt werden, die möglicherweise nur zur Vorbeugung und Linderung der Symptome beitragen.

Formationen an den Eierstöcken, die Flüssigkeit enthalten, werden Eierstockzysten genannt. Diese kommen sowohl in krebsartiger als auch in nicht krebsartiger Form vor. Es ist jedoch möglich, dass Sie nicht wissen, dass Sie Eierstockzysten haben. Dies liegt daran, dass viele keine Symptome zeigen und möglicherweise von selbst verschwinden. Dennoch sollte man bei starken Becken- oder Bauchschmerzen sowie Fieber und Erbrechen einen Arzt aufsuchen. In Anbetracht der Bedeutung der Erkrankung werden in diesem Artikel nicht-chirurgische Behandlungsmöglichkeiten sowie Maßnahmen für zu Hause erörtert, die zur Linderung der Symptome beitragen können.

Wie werden Eierstockzysten nicht operativ behandelt?

Der Behandlungsverlauf einer Eierstockzyste hängt typischerweise von der Größe und Art der Zyste, dem Aussehen, den Begleitsymptomen und dem Alter der Patientin ab. Die Zysten sind in der Regel nicht krebsartig und verschwinden häufig innerhalb weniger Monate. Eine anschließende Ultraschalluntersuchung könnte verwendet werden, um zu bestätigen, dass das Problem behoben ist. Der Begriff „wachsames Abwarten", auch „Wait-and-See-Ansatz" genannt, bezieht sich auf die routinemäßige Beobachtung funktioneller Ovarialzysten durch einen Arzt.

Aufgrund eines geringfügig erhöhten Risikos für Eierstockkrebs kann Frauen in den Wechseljahren empfohlen werden, sich ein Jahr lang alle vier Monate einer Ultraschalluntersuchung und einer Blutuntersuchung zu unterziehen. In den meisten Fällen sind keine zusätzlichen Tests und Behandlungen erforderlich, wenn die Scans ergeben, dass die Zyste verschwunden ist. Wenn die Zyste bestehen bleibt und Anzeichen von Krebs zeigt, kann eine Operation empfohlen werden.

Können Sie eine Zyste in Ihren Eierstöcken mit der Hand ertasten?

Nein nicht immer. Funktionelle Ovarialzysten verursachen normalerweise keine Symptome und verschwinden von selbst. Manchmal verschwinden diese Zysten jedoch nicht und in diesen Fällen kommt es zu Becken- oder Bauchschmerzen. Die Eierstockzyste wird typischerweise zu einem medizinischen Notfall, wenn die Schmerzen von Übelkeit, Fieber und anderen Schock- ähnlichen Symptomen begleitet werden.

Die zystischen Entwicklungen an oder um die Eierstöcke sind im Allgemeinen nicht erkennbar. Und diese winzigen, mit Gewebe oder Flüssigkeit gefüllten Beutel an oder in Ihren Eierstöcken sind eigentlich ganz typisch. Allerdings kann eine Eierstockzyste die Ursache für anhaltende, starke Bauchschmerzen oder andere Symptome sein, die nicht ganz normal erscheinen. Daher listet dieser Artikel die typischen Symptome von Ovarialzysten sowie diejenigen auf, die ärztlicher Hilfe bedürfen, und die damit verbundenen Risikofaktoren, da ihre Nichtbeachtung zu ernsthaften Gesundheitsproblemen führen kann.

Wann sollte jemand mit Eierstockzysten einen Arzt aufsuchen?

Bei starken Unterleibsschmerzen, insbesondere wenn diese plötzlich auftreten, sollten Sie sofort Hilfe in Anspruch nehmen. Je früher Sie einen Arzt aufsuchen, desto größer ist die Chance, dass Ihr Eierstock gerettet wird, da ein verdrehter Eierstock den Blutfluss verringern oder stoppen kann. Darüber hinaus sollte man einen Notarzt aufsuchen, wenn Bauchschmerzen mit Fieber, Erbrechen, Erkältung, feuchter Haut, schneller Atmung, Benommenheit oder Schwäche einhergehen.

Hat die Eierstockzyste ein körperliches Gefühl außerhalb des Körpers?

Nein, nicht immer. Eierstockzysten werden häufig bei einer Standarduntersuchung gefunden, die sowohl eine klinische Untersuchung als auch eine Ultraschalluntersuchung umfasst. Die transsvaginale Ultraschalluntersuchung ist die bevorzugte Nachweismethode; Allerdings ist eine klinische Untersuchung, die eine gynäkologische Untersuchung umfasst, möglicherweise nicht sehr effektiv. Zysten sollten regelmäßig überwacht werden, da die Gefahr besteht, dass sie krebsartig werden.

In oder an Ihren Eierstöcken können sich Eierstockzysten bilden, bei denen es sich um Flüssigkeitsbeutel handelt. Die meisten gutartigen oder krebsartigen Ovarialzysten werden durch hormonelle Veränderungen, Schwangerschaft oder Krankheiten wie Endometriose verursacht. Bitte bedenken Sie, dass die häufigste Form einer Ovarialzyste, eine Ovulationszyste oder funktionelle Zyste, völlig normal ist. Es dehnt sich jeden Monat beim Eisprung aus. Sie richten in der Regel keinen Schaden an, zeigen keine Symptome und verschwinden innerhalb weniger Wochen von selbst. Diese Eierstockzysten können jedoch wachsen und schwerwiegende Komplikationen verursachen. Dieser Artikel gibt einen allgemeinen Überblick über die Bedeutung der Zystengröße, wie Zysten bewertet werden und wie die Zystengröße ihre Behandlung beeinflusst.

Ist es möglich, eine Eierstockzyste außerhalb des Körpers zu ertasten?

Nein, nicht immer. Eierstockzysten sind typischerweise mit Flüssigkeit gefüllte Klumpen, die sich jederzeit im Leben einer Frau an einem oder beiden Eierstöcken entwickeln können. Manchmal sind sie solide; in diesem Fall spricht man von Tumoren, was ein medizinischer Begriff für „Schwellung" ist.

Eierstockzysten werden von Ärzten häufig bei einer Routineuntersuchung entdeckt. Die Untersuchung des Beckens ist typischerweise Teil der klinischen Untersuchung. Eine klinische Untersuchung ist jedoch möglicherweise nicht sehr hilfreich, um sie zu erkennen. Die transsvaginale Sonographie ist das bildgebende Verfahren der Wahl. Sobald Zysten identifiziert wurden, müssen sie so schnell wie möglich behandelt werden, da sie möglicherweise krebserregend sind. Die meisten Zysten sind jedoch nicht krebsartig.

Welche Größen und Arten von Eierstockzysten gibt es?

Eierstockzysten gibt es in verschiedenen Formen, jede mit ihren eigenen Ursachen und Merkmalen. Abhängig von der Art der Zyste kann sich auch die Größe einer Eierstockzyste ständig ändern.

Wenn Ihr Menstruationszyklus dem vorgeschriebenen Zeitplan entspricht, entstehen funktionelle Zysten. Allerdings kann es gelegentlich vorkommen, dass die Zyste weiter wächst. Diese bestehen hauptsächlich aus Corpus luteum und Follikelzysten. Die meisten funktionellen Zysten sind zwischen 2 und 5 Zentimeter groß. Der Eisprung findet statt, wenn diese Zysten 2 bis 3 cm groß sind. Einige können jedoch eine Größe von 8 bis 12 cm erreichen.

Bei den ungewöhnlich großen Zysten handelt es sich um pathologische Ovarialzysten. Hierbei handelt es sich in erster Linie um Dermoidzysten, eine Art Eierstocktumor, der typischerweise mit einer Geschwindigkeit von 1,8 mm fortschreitet und selten eine Größe von 15 cm erreicht. Zystadenome können auch recht groß werden. Einige können eine Höhe von 30 cm und eine Größe von 1 bis 3 cm erreichen. Obwohl Endometriose normalerweise klein sind, können sie wie andere Zysten unterschiedlich groß sein.

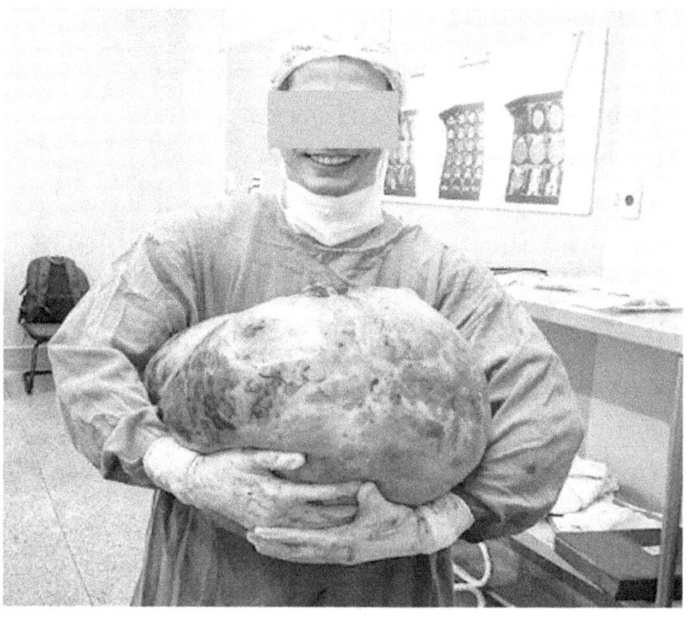

Wie werden Eierstockzysten medizinisch behandelt?

Viele Eierstockzysten verschwinden von selbst und müssen nicht behandelt werden. Aus diesem Grund empfiehlt Ihr Arzt möglicherweise eine Zeit des „wachsamen Abwartens", in der Sie Ihre Zyste im Auge behalten sollten, um zu sehen, ob sie nach ein oder zwei Menstruationszyklen verschwindet.

Ihr Arzt wird Ihnen möglicherweise die Verschreibung von Schmerzmitteln empfehlen, wenn Sie aufgrund einer Eierstockzyste Beschwerden verspüren. Darüber hinaus kann die Größe einer Zyste darüber entscheiden, ob sie chirurgisch entfernt werden muss.

Bei gutartigen Ovarialzysten wird in der Regel von einer Operation abgeraten, es sei denn, sie sind größer als 10 Zentimeter. Allerdings ist diese Regel nicht in Stein gemeißelt. Beispielsweise muss eine einfache Zyste möglicherweise erst dann behandelt werden, wenn sie 10 cm oder 4 Zoll groß ist. Darüber hinaus können Krebs Zysten, wenn sie viel kleiner sind, entfernt werden.

Eierstockzysten werden häufig chirurgisch mit minimalinvasiven Techniken wie Laparoskopie. Wenn eine Zyste jedoch sehr groß ist oder der Verdacht auf Krebs besteht, kann eine umfassendere offene Operation erforderlich sein. Wenn bei Ihnen häufig funktionelle Zysten auftreten, kann Ihnen Ihr Arzt ein verschriebenes hormonelles Verhütungsmittel empfehlen. Dieses Medikament lässt eine bestehende Zyste nicht schrumpfen, kann aber dabei helfen, die Entwicklung brandneuer funktioneller Zysten zu verhindern.